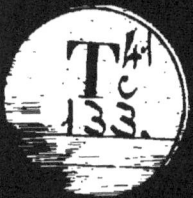

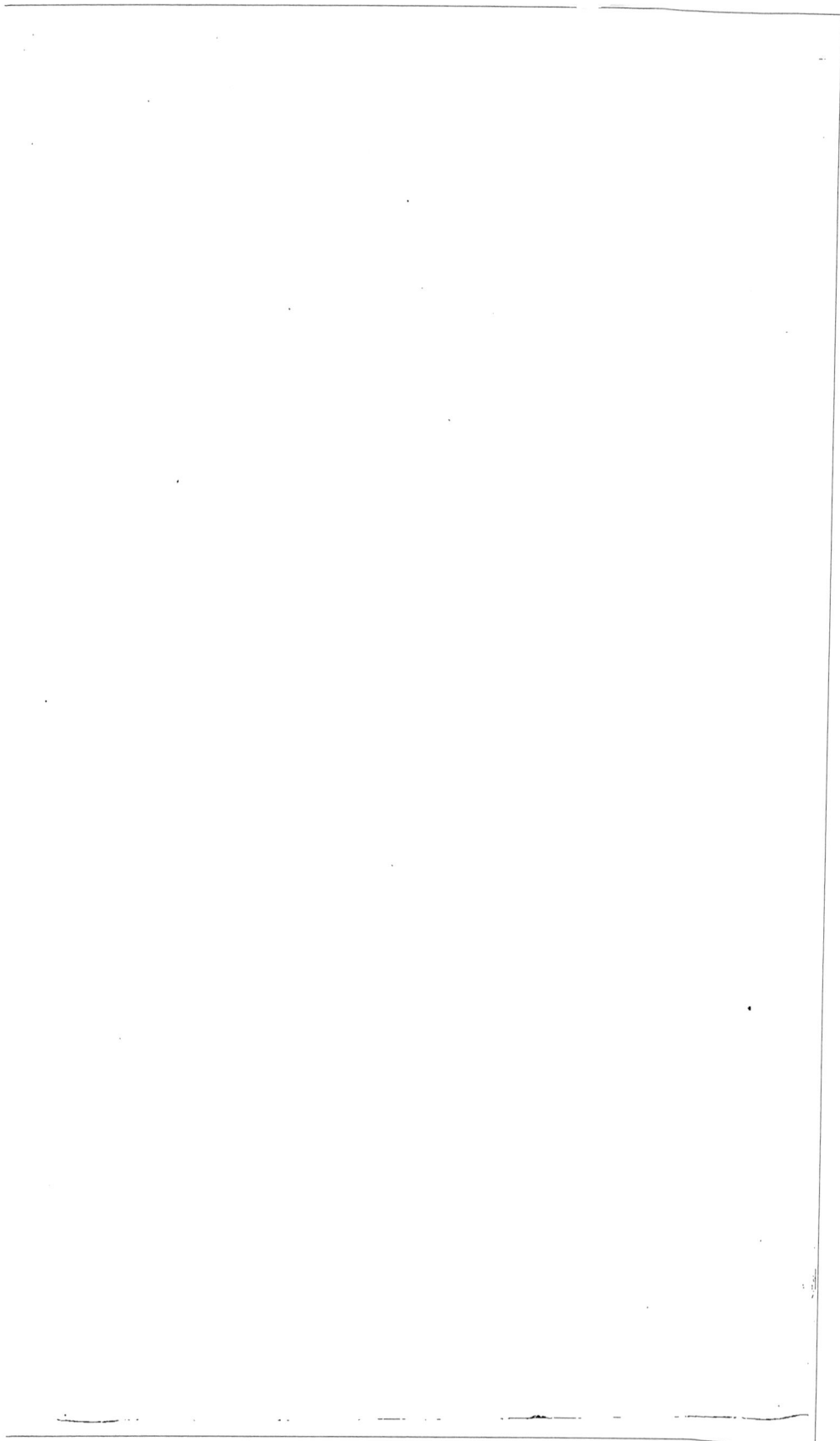

ÉTUDES HYGIÉNIQUES

SUR BESANÇON

Par le Dr J. MEYNIER

MÉDECIN-MAJOR AU 3ᵉ BATAILLON DE CHASSEURS A PIED,
chevalier de la Légion d'honneur.

———

BESANÇON
IMPRIMERIE DODIVERS, GRANDE-RUE, 87

—

1876

ÉTUDES HYGIÉNIQUES

SUR BESANÇON.

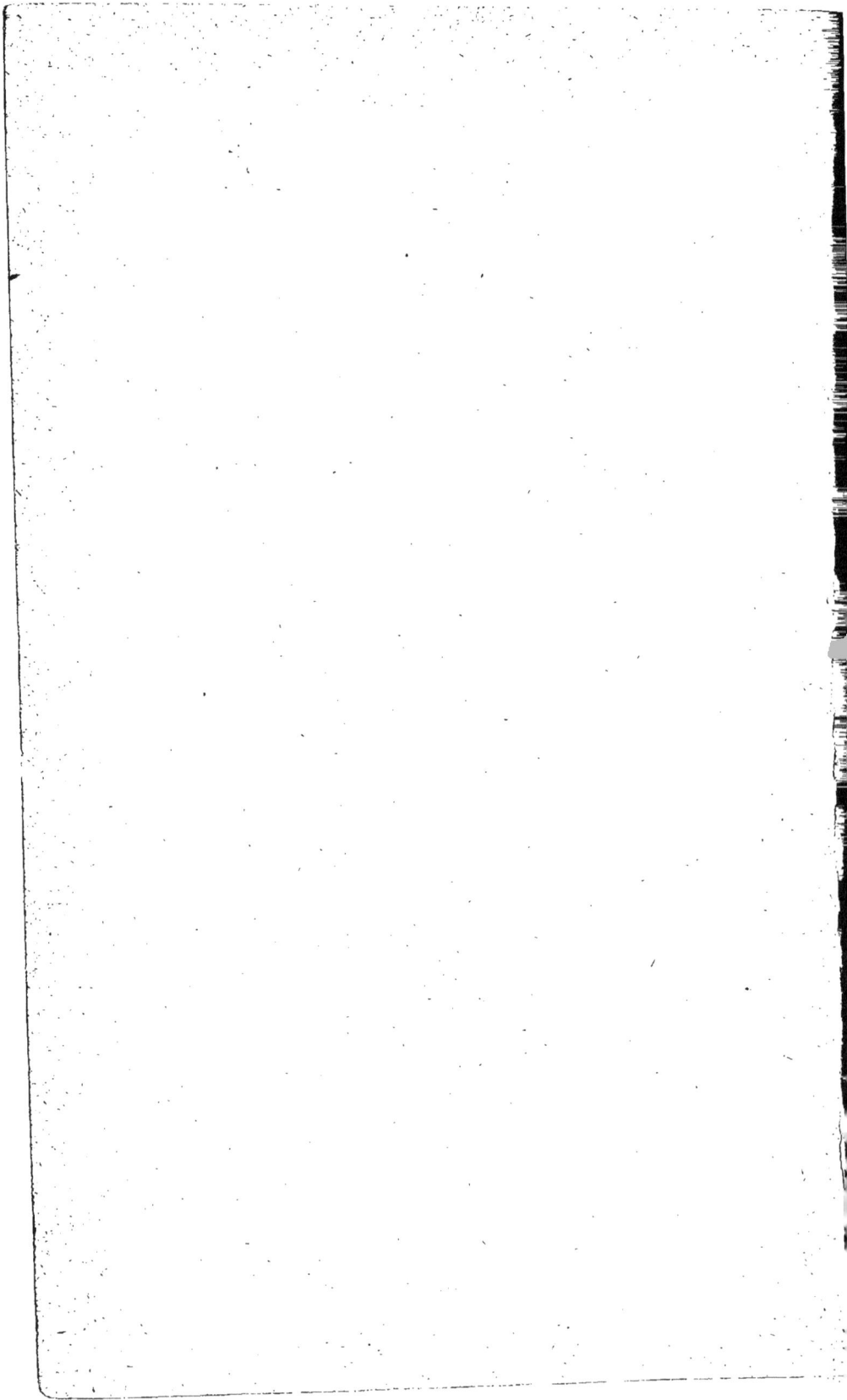

ÉTUDES HYGIÉNIQUES

SUR BESANÇON

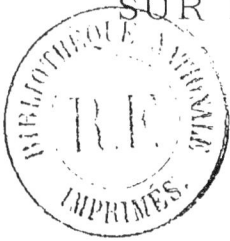

Par le Dr J. MEYNIER

MÉDECIN-MAJOR AU 3ᵉ BATAILLON DE CHASSEURS A PIED,
chevalier de la Légion d'honneur.

BESANÇON

IMPRIMERIE DODIVERS, GRANDE-RUE, 87

1876

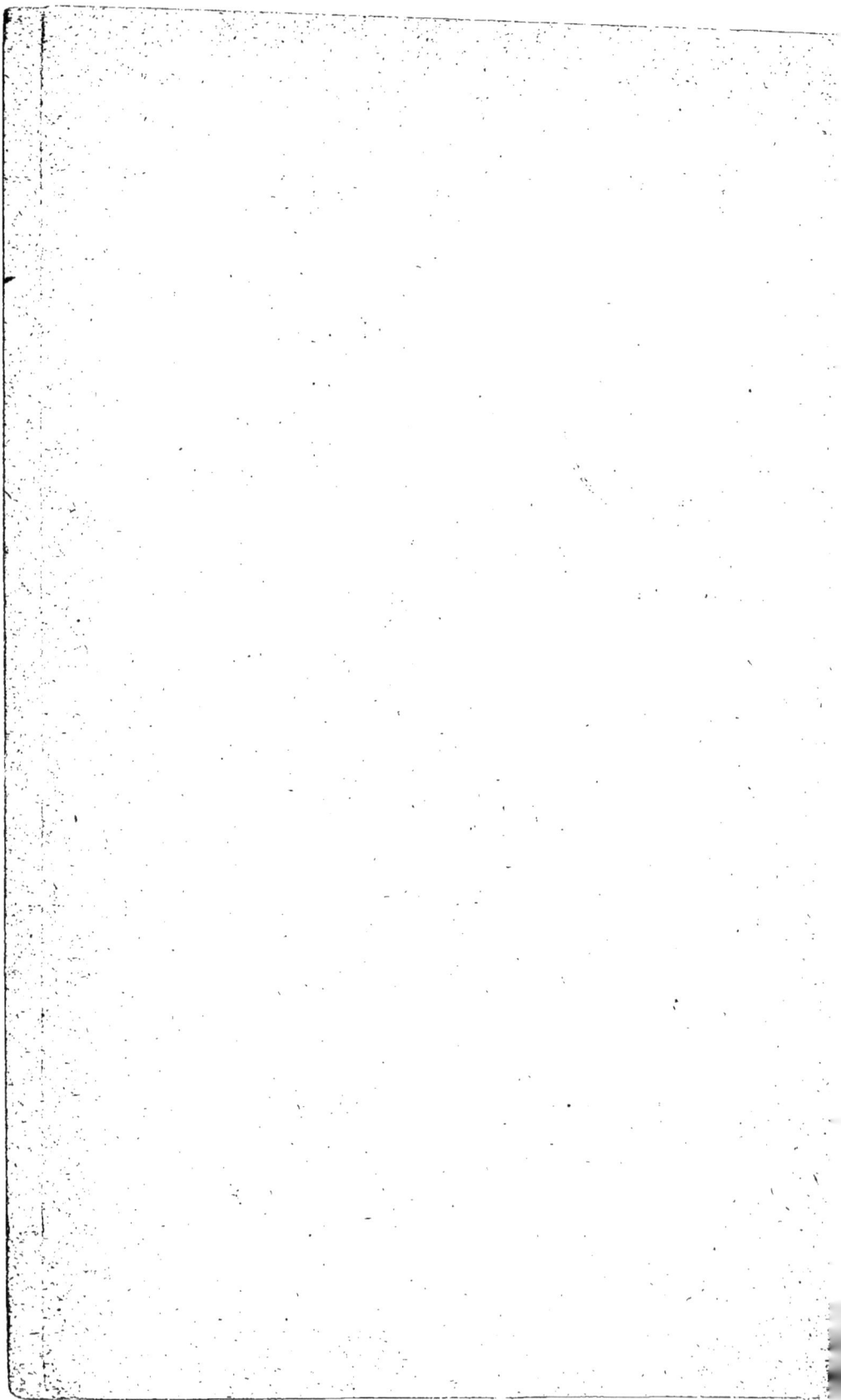

ÉTUDES HYGIÉNIQUES

SUR BESANÇON

PREMIÈRE PARTIE

DES AIRS, DES EAUX ET DES LIEUX.

1° Météorologie et climat.

Climat. — Besançon, situé par 47° 14′ 13″ de latitude nord et 3° 46′ 41″ de longitude est, appartient au *climat rhodanien* de Martins. Les vicissitudes atmosphériques y sont excessives, brusques et fréquentes.

Moyennes météorologiques annuelles. — La moyenne annuelle des jours sereins n'y est que de 75, tandis que celle des jours plus ou moins nuageux est de 112, celle des jours complétement couverts sans pluie de 43, celle des jours de pluie de 120, des jours de brouillards de 35 et de neige de 15. On y compte annuellement 12 jours d'orage et 25 de grêle. Enfin, le vent y souffle 302 jours.

Pluie et brouillards. — On voit que Besançon est une des villes de France où il pleut le plus. Les pluies y sont généralement très abondantes et très prolongées; la quantité d'eau dont elles arrosent la ville est énorme, si l'on pense qu'elle couvre, en moyenne de

1^m125 d'eau, une superficie de plus de 200 hectares. Cette hauteur pluviométrique est celle de la ville même; celle des hauteurs environnantes est beaucoup moindre, à en juger par celle du mont de Bregille qui n'est que de 0^m610. Il est vrai que plus de la moitié de cette eau est reprise par l'atmosphère (0^m655).

La plus grande partie de cette eau tombe pendant l'automne et le printemps. La première de ces saisons est souvent lugubre : des brouillards bas et épais enveloppent, presque chaque matin, la ville déjà sombre par elle-même, et persistent, en général, jusqu'à la nuit. Une petite pluie fine rend alors navrant l'aspect toujours si triste de ces journées.

Neige. — Il neige 15 jours par an, 3 jours en novembre, 4 en décembre et en janvier, 2 en février et en mars. Quelquefois la neige de décembre tombe en janvier, qui compte alors 8 jours de neige, et, fréquemment, celle de mars en avril et même en mai. Les mois de neige les plus fixes sont ceux de novembre et de janvier. La neige, comme la pluie, est très abondante; le vent du nord la chasse et l'accumule dans les bas-fonds et les plis de terrains, où elle atteint souvent une hauteur et un degré de condensation considérables. Les couches superficielles qui fondent au soleil des beaux jours d'hiver sont, en général, promptement remplacées par d'autres; lorsque le froid sec persiste, l'eau de fusion pénètre les strates sous-jacentes, s'y congèle de nouveau pendant la nuit, et le pays finit par être couvert d'une immense nappe de glace qui ne disparaît qu'au retour des vents du midi.

Vents. — Le vent qui souffle le plus souvent à Besançon (137.4 fois par an) est le vent du sud. Il y arrive après avoir traversé les contrées les plus chaudes; aussi sa violence, à son entrée dans un bassin aussi froid, est-elle extrême et occasionne-t-elle de fréquents ouragans. Il y arrive chargé des vapeurs de la Méditerranée, vapeurs qui peuvent stagner à l'état de brouillards et de nuages, mais se résolvent le plus souvent en pluie. Ce vent contribue donc puissamment à entretenir une atmosphère humide. Viennent après lui, par ordre de fréquence, le vent du nord (qui souffle 97 fois), vent sec qui annonce le beau temps et l'accompagne, les vents du nord-est (55.6 fois), du sud-est (45.6), et les vents de l'est (23 fois), du sud-ouest (15.8) et de l'ouest (13.5), plus rares que les précédents. Le vent du nord-ouest est tout à fait exceptionnel; il ne souffle moyenne année que 4.6 fois. Le nord-est ou *bise* tient peu; ceux du nord et du sud surtout sont, au contraire, fort tenaces; le vent du sud a soufflé jusqu'à 90 jours de suite (en 1816), et il n'est pas rare de voir celui du nord régner de 20 à 25 jours.

Pression atmosphérique.—La pression atmosphérique est généralement assez faible à Besançon, où l'air est raréfié par les vents qui y règnent si souvent et, en été, par la température généralement très élevée. Elle serait vraisemblablement beaucoup plus faible encore, si l'air n'y était pas toujours chargé de vapeurs d'eau et d'émanations de toute sorte. La hauteur barométrique oscille entre 735 et 745 millimètres; si elle est descendue assez fréquemment à 720 millimètres, on l'a très rarement vu s'élever à 750 et 760.

Température. — Les différences thermométriques sont très considérables du matin au soir et du jour au lendemain. Il n'est pas rare de voir le thermomètre varier de 10 à 12 degrés dans la même journée; il se maintient rarement plus de deux jours au même degré, et parcourt souvent 15 et 20 degrés dans ce laps de temps. Les oscillations annuelles, au contraire, sont peu marquées et ne s'étendent guère que sur une quarantaine de degrés (— 10° à + 32°). La température diurne moyenne est de 10 à 11 degrés le matin, de 16 à 18 à midi, de 13 à 14 le soir. La moyenne de la température annuelle est actuellement de 10 degrés au-dessus de 0°; elle a baissé de 3 degrés depuis le commencement du siècle.

Saisons. — Les étés sont courts (21 juin au 20 août), mais très chauds; la température des deux mois les plus chauds est de 22 degrés en moyenne, mais elle s'élève souvent à 32 et 33 degrés. Les hivers sont longs (20 octobre au 20 mars) et quelquefois très rigoureux; la température des quatre mois les plus froids est de — 4.22 degrés en moyenne; mais elle

descend, presque chaque année, à — 10 et
— 12, et peut descendre jusqu'à 18 et 20 degrés au-dessous de 0°. Les plus grandes cha-
leurs ont lieu, moyenne année, du 10 juillet
au 10 août, et les plus grands froids en décembre et en janvier. La distribution des saisons n'a pas la régularité qu'elle affecte généralement dans les climats tempérés. Le printemps seul peut présenter sa durée normale
et correspondre aux mêmes mois qu'ailleurs;
l'été et l'automne ne durent que deux mois,
tandis que l'hiver en dure cinq.

En résumé, l'année a pour caractères : la
longueur et la rigueur de l'hiver, la courte
durée et la température élevée de l'été; entre
la saison froide et la saison chaude, un printemps et un automne fort courts et remar-
quables par l'intensité des troubles atmosphériques qui marquent les saisons équinoxiales
de tous les climats (1).

2° Ville.

Situation. — On a relevé souvent les conditions d'insalubrité qui résument, pour ainsi
dire, le climat de Besançon : — humidité cons-
tante de l'atmosphère ayant pour cause la
moyenne élevée des jours de-brouillards, de
pluie et de neige, et la quantité énorme d'eau
qui y tombe; température très basse de l'hiver
et très élevée de l'été; fréquence et violence

(1) *Observations météorologiques* de MM. Marchand,
Barrey, Bulloz et Druhen aîné, et de la Faculté des
sciences.

des vents qui y règnent. Ces conditions dépendent de sa situation dans une vallée sinueuse, qui forme de la ville, avec sa citadelle, une presqu'île dominée par des hauteurs considérables (1) entrecoupées de gorges profondes. Cette situation réunit tous les inconvénients qui peuvent résulter, pour une localité, de l'humidité, des intempéries et de l'exposition à tous les vents. Enfin, l'agglomération des principaux quartiers dans un espace très restreint, où ils sont étouffés par son enceinte fortifiée, vient y mettre le comble. Les quartiers voisins des remparts et des quais sont humides, « l'air se renouvelle mal dans les rez-de-chaussée et dans les couches inférieures des rues ; le progrès de la population, enfermée dans des limites infranchissables, force en quelque sorte la ville à croître en hauteur. » (Michel Lévy.) La démolition des fortifications actuelles et leur report à distance qui serait le seul remède à un pareil état de choses, parce qu'ils permettraient de construire de nouveaux quartiers moins excentriques que les faubourgs actuels, ne paraissent pas être possibles avant longtemps.

Exposition. — L'exposition de Besançon n'est pas plus heureuse que sa situation. « Les villes tournées vers le couchant, dit » Hippocrate (2), abritées contre les vents de

---

(1) *La citadelle, Chaudanne, Bregille et la Côte-des-Buis* sont à 368, 419, 442 et 500 mètres au-dessus du niveau de la mer, 130, 179, 202 et 264 mètres au-dessus du Doubs.
(2) *Des airs, des eaux et des lieux.*

» l'orient et sur lesquelles les vents du nord et
» du midi ne font que glisser, sont dans une
» exposition nécessairement très insalubre,
» car, premièrement, les eaux ne sont point
» limpides parce que le brouillard, qui le plus
» souvent occupe l'atmosphère dans la ma-
» tinée, se mêle avec elle et en altère la lim-
» pidité; en effet, le soleil n'éclaire pas ces
» régions avant d'être fort élevé. En second
» lieu, il y souffle pendant les matinées d'été
» des brises fraîches, il y tombe des rosées, et
» le reste de la journée le soleil, en s'avançant
» vers l'occident, brûle considérablement les
» habitants; d'où il résulte évidemment qu'ils
» sont décolorés et faibles de complexion.....
» Ils ont la voix grave et rauque à cause de
» l'air qui est ordinairement impur et malfai-
» sant. Les vents du nord ne le corrigent guère
» parce qu'ils séjournent peu dans ces con-
» trées, et ceux qui y soufflent habituellement
» sont très humides... Dans une telle situa-
» tion, une ville offre l'image de l'automne,
» par les alternatives (de chaud et de froid qui
» se font sentir) dans la même journée, d'où
» résulte une grande différence entre le soir et
» le matin. » (Traduction de Daremberg.)

Economie intérieure. — Besançon passe généralement pour assez bien construit, et, si
quelques-unes de ses vieilles rues sont un peu
tortueuses, comme celles de beaucoup de nos
villes anciennes, du moins sont-elles bordées
de belles maisons d'un style souvent sévère,

mais qui n'est pas sans grandeur. La teinte sombre, que revêtent de bonne heure les pierres de taille de ses façades, vient ajouter encore à la solennité de leur aspect. Les rues nouvelles, tirées au cordeau, rivalisent par l'élégance de leurs constructions avec les plus célèbres rues des autres grandes villes de France. Les unes comme les autres sont pavées avec soin et bordées de trottoirs en asphalte, partout où leur largeur l'a permis. La chaussée en est bombée et pourvue d'égouts qui reçoivent les eaux des ruisseaux quand elles ne s'écoulent pas directement dans la rivière.

L'intérieur des maisons ne répond malheureusement pas toujours à leur extérieur grandiose; on peut leur reprocher souvent leurs allées et leurs corridors étroits, l'avallée obscure et raide de leurs escaliers, les cours petites et humides qui séparent des corps de logis trop nombreux et trop élevés. Ces cours sont fréquemment infectées par des latrines, établies dans les plus déplorables conditions, sur des fosses non étanches, et par des puisards ou puits perdus mal clos, où se rendent les eaux ménagères et où l'on jette toutes les ordures. Dans les quartiers populaires, la propreté des habitations est chose rare et les logements, peu aérés et surchauffés pendant la saison froide, sont des plus insalubres.

L'agglomération bisontine est partagée par le Doubs en deux parties inégales; la plus con-

sidérable, située sur la rive gauche, est presque complétement entourée par cette rivière.
Les quartiers de la rive droite forment trois
rues principales disposées en éventail et reliées entre elles par quelques rues secondaires
assez étroites. Ce sont les plus malsains de la
ville et, par malheur, les plus peuplés. Le
nombre des habitants d'une maison y est, en
moyenne, double de ce qu'il serait dans les
quartiers de la rive gauche, beaucoup plus
étendus. La hauteur des maisons, l'étroitesse
et la sinuosité des rues, l'insuffisance (on
pourrait presque dire l'absence) des places, les
émanations des égouts et des excrétions, les
résidus de toute espèce y sont de perpétuelles
menaces d'épidémies miasmatiques.

La rive gauche est percée de quatre grandes
voies, parallèles entre elles, qui la parcourent
dans toute sa longueur en changeant quelquefois de nom. Un certain nombre de rues
transversales, de dates assez récentes, établis-
sent, entre les premières, des communications
encore insuffisantes. Il serait fort à désirer, au
point de vue de l'aération générale, qu'elles
allassent d'un rempart à l'autre. L'atmosphère
de la ville s'éloignerait ainsi de plus en plus
des conditions de l'air confiné qui ont été les
siennes pendant si longtemps. Ces rues transversales ont d'ailleurs cette rectitude de l'ali-
gnement qui ouvre à l'air et au soleil une large
voie, et sont orientées du nord au midi. Les
places sont toutes trop petites, et celles qui

méritent réellement ce nom sont en nombre tout à fait insuffisant.

On peut dire que Besançon manque de promenades publiques. Celle de Chamars qu'on transforme en ce moment, triste et assombrie par ses arbres trop touffus et les parapets élevés des remparts, basse et humide, n'a jamais été très fréquentée, et nous doutons qu'elle le soit jamais; Granvelle n'est qu'un square de médiocre étendue; et la promenade Micaud, d'ailleurs bien dessinée et bien plantée, a contre elle le voisinage de la rivière dangereux pour les enfants. Il est vrai que les environs sont extrêmement pittoresques, mais aussi tellement accidentés qu'ils ne peuvent guère servir de promenades aux personnes faibles et aux vieillards.

Eaux. — Il y a vingt-cinq ans, Besançon, entouré par le Doubs et situé au-dessus d'une nappe d'eau souterraine, qu'on croit fort étendue, manquait pour ainsi dire d'eau potable. L'excellente qualité de celle que lui donnait le petit aqueduc de Bregille ne semblait destinée qu'à rendre cette pénurie plus pénible.

Eaux des puits. — Les puits étaient très nombreux, il était même peu de maisons qui n'eussent pas le leur. Mais leur eau était, en général, de la plus détestable qualité. On sait que les eaux qui contiennent du sulfate de chaux et certaines matières organiques se décomposent rapidement à l'air et donnent naissance à de l'hydrogène sulfuré; telle est l'origine des eaux sulfureuses d'Enghien et du bassin de Paris en général. Or, le sous-sol de Besançon est composé d'alluvions infectées depuis des siècles par les infiltrations des fosses d'aisance et des puits perdus. C'est dans ce sous-sol où des matières déjà putrides sont en présence d'eaux séléniteuses qu'avaient été creusés tous ces puits; aussi leurs eaux exhalaient-elles, peu de temps après avoir été puisées, une odeur *sui generis*. Ajoutons à cela qu'elles étaient impropres aux usages ménagers. Les maisons construites sur les hauteurs du Chapitre et de Charmont avaient seules de bons puits, et ces puits sont aussi les seuls qui aient survécu à la restauration de l'aqueduc d'Arcier. Les autres, justement discrédités, ont été pour la plupart comblés, et ceux qui existent encore ne servent plus guère qu'à répandre dans les habitations des émanations délétères qui font courir à la santé publique les plus graves dangers, ainsi que nous le verrons plus tard.

Eaux du Doubs. — L'usage des eaux du Doubs aurait demandé l'établissement d'une prise d'eau qui n'était possible qu'à une grande distance et eût nécessité des travaux d'art considérables et trop coûteux. C'était d'autant plus regrettable que ces eaux sont de très bonne qualité. Analysées, vers l'époque dont nous parlons, par Sainte-Claire-Deville, elles ont donné par litre 0 gr. 2302 de résine solide qui se décompose ainsi :

Silice.................. 0.0159
Alumine ferrugineuse... 0.0021
Oxyde de fer.......... 0.0030
Carbonate de chaux..... 0.1910
   —   de magnésie.. 0.0023
Chlorure de magnésium. **0.0005**
   —   de sodium..... 0.0023
Sulfate de soude....... 0.0051
Nitrate de soude....... 0.0039
   —   de potasse...... 0.0041

On voit que le carbonate de chaux ne s'y trouve pas en proportion plus considérable que dans les premières eaux de la contrée, et que le sulfate de chaux y est complétement absent. Elles sont, en outre, suffisamment aérées.

Eaux de Bregille. — Les eaux qui ont alimenté la ville pendant près de trois siècles (1559-1854), proviennent de deux sources situées dans le fond du vallon de Bregille. La plus élevée de ces sources, la *Doye (doga* ou *doha,* douve; du haut-all. *dauge)*, sort à 300 mètres en amont de l'autre source, et à une quarantaine de mètres au-dessus de l'étiage du Doubs. La source basse ou *source du Moine,* est à une trentaine de mètres au-dessus de cet étiage. On avait recueilli leurs eaux avec une rare impéritie; celles de la source haute, réunies à celles de la source basse, perdirent une altitude de plus de 10 mètres; et leur réservoir commun fût creusé dans un terrain d'éboulement qui laissait échapper une grande partie de son contenu. 'A. Delacroix.) (1)

(1) Rapport de l'architecte de la ville, 1869, p. 5.

L'ancienne conduite des eaux de Bregille
pénétrait en ville par Battant; cet état de
choses a duré de 1559 à 1691. Elle était, pa-
raît-il, à ciel ouvert dans une partie de sa
longueur, puisqu'il était interdit, sous peine
d'amende, d'y laver du linge (1). Le nouvel
aqueduc, construit en 1691, traversait, sur
quelques arches qui existent encore, le fossé
de la tête du pont de Bregille, puis le Doubs
sur les piles de ce pont, et entrait en ville par
une ouverture pratiquée dans le rempart à
droite de la porte. Il suivait ensuite la ligne
assez sinueuse des rues de Bregille, de la Lue,
des Martelots et du Rondot-Saint-Quentin, des-
cendait la Grande-Rue dans toute sa longueur,
traversait une seconde fois le Doubs sur le pont
de Battant, et se terminait aux fontaines de la
place Bacchus, du Pilori (plus tard de la Madeleine) et de Saint-Jacques. Il alimentait dix-
huit fontaines sur son parcours : celles de la
place des Casernes, de l'hôpital Saint-Louis,
des places Dauphine (place de l'Etat-Major) et
Saint-Quentin, de l'Archevêché, de la rue Ronchaux, des Carmes, de l'hôtel de ville, des
Clarisses, de l'hôpital Saint-Jacques, du Grand-
Collége, de l'Intendance (préfecture) et de la
place Neuve (Labourée). On ajouta à ces fou-
taines celles de la rue Neuve, de la rue des
Granges et de la rue Saint-Paul. Les eaux de
Bregille, dernièrement encore, abreuvaient les

---

(1) Droz — *Fontaines publiques de Besançon*, p. 423 et
suivantes.

quartiers de Saint-Paul et de Rivotte. Au mois
d'octobre 1873, elles ont repris leur direction
première pour aller desservir le populeux faubourg des Chaprais. Leur limpidité et leur fraîcheur les feront longtemps regretter dans la
ville.

L'analyse de Sainte-Claire-Deville ne les
différencie pas considérablement des eaux du
Doubs, ni de celles d'Arcier, dont nous allons
parler. Elles contiennent par litre :

Silice................	0.0348
Alumine.............	0.0065
Carbonate de chaux....	0.2079
— de magnésie..	0.0048
Chlorure de magnésium.	0.0027
— de calcium....	0.0011
Sulfate de chaux.......	0.0074
Nitrate de chaux.......	0.0081
— de soude.......	0.0048
— de potasse......	0.0023

Le savant chimiste donnait même la préfé-
rence aux eaux d'Arcier qui ont l'avantage,
parmi toutes celles qu'il a examinées, de con-
tenir du bicarbonate de soude. Mais les eaux
de Bregille, eussent-elles été meilleures, étaient
trop peu abondantes. Le débit des deux sources
réunies est de 3 à quatre litres seulement par
seconde, ce qui, pour une population qui était
en 1850 de près de 40.000 âmes, donnait environ 3 litres par jour à chaque habitant. Encore fallait-il, pour arriver à ce chiffre si mi-
nime, faire complète abstraction des besoins
des animaux domestiques et de l'industrie.

Eaux d'Arcier. — Au temps de la domination romaine, Besançon était abreuvé par l'aqueduc d'Arcier qui donnait une eau de qualité inférieure, si l'on veut, à l'eau de Bregille, mais incomparablement plus abondante. On a dit et écrit que cet aqueduc, construit à quelques mètres seulement au-dessus de la rive gauche du Doubs et suivant le cours très lent de cette rivière, devait s'obstruer facilement; qu'il était même très probable qu'il ne donnait plus d'eau à l'époque des premières invasions et que les Barbares n'eurent point à le couper pour réduire la ville. Mais la pente du radier de ce canal est à peu près la même que celle du canal actuel, environ 30 pour 1.000, pente supérieure de moitié à celle qui est nécessaire pour prévenir les dépôts dans les eaux courantes. La tradition est, du reste, invariable relativement à l'époque et à la cause de sa ruine; il a été détruit par les Huns d'Attila en 451; les Bourguignons l'avaient respecté. Pourquoi n'a-t-il jamais été restauré? Il faut en accuser les guerres et l'anarchie qui suivirent la chute de l'empire romain, et pendant lesquels « cette ruine oubliée avait eu le temps d'agrandir ses brèches. D'ailleurs, la cité de Besançon qui, sans souffrir dans son importance relative, avait survécu à tant de troubles et de transformations politiques, fut longtemps pauvre... » (Droz.) (1). Il faut venir jusqu'à la fin du XVII° siècle pour trouver la pensée de la restauration des eaux d'Arcier. La

---

(1) Loc. cit. p.

première idée de cette œuvre grandiose est due à M. de Falletans, assesseur au magistrat (municipalité). C'était en 1681; la conduite des eaux de Bregille avait été détruite pendant le siége de 1674 par les soldats de Louis XIV, et le conseil avait fait un appel pressant aux ingénieurs pour rentrer en possession de ses eaux. Mais on manquait d'argent, et le magistrat dût y renoncer pour le moment; l'idée de M. de Falletans tomba bientôt dans l'oubli. Le projet de restauration qui a été le plus près de son exécution, est de 1778 et l'œuvre de l'ingénieur de Fortaigne. Approuvé par le magistrat et soutenu par l'intendant de la province, M. de Lacorée, auquel Besançon est redevable de tant d'établissements utiles, il ne put être exécuté; soit timidité des citoyens, soit apathie, leur contribution n'atteignit pas le chiffre demandé. Cependant, cette idée, précédemment oubliée pendant un siècle, ne devait plus sortir des esprits; nous la retrouvons dans les mémoires des sociétés savantes et dans les projets des administrateurs, au milieu de préoccupations politiques et sociales sans exemple dans le siècle précédent. On arrive ainsi jusqu'à la délibération du conseil municipal du 9 avril 1836, qui rendit définitif le choix des eaux d'Arcier, à l'adoption du projet de M. Mary, ingénieur en chef du service des eaux de Paris (9 juin 1847), et à l'exécution de ce projet en 1850, sous l'administration de M. Convers (1).

_____

(1) V. Droz, loc. cit., p. 504, 53C.

Le projet complet de M. Mary, développé
dans un rapport imprimé en 1850, consistait :
1° à amener les eaux de la haute source d'Arcier à Besançon au moyen d'un aqueduc voûté
construit dans le flanc des côteaux, et de con-
duits placés à la traversée des vallées; 2° à
recevoir les eaux fournies par cet aqueduc dans
deux réservoirs à établir, l'un sur la place du
Palais, l'autre sous l'esplanade du fort Griffon;
3° à distribuer ces eaux dans toutes les rues
de la ville au moyen de deux conduites principales pouvant se suppléer mutuellement, et
d'un réseau de conduites secondaires de divers
diamètres convenablement calculés ; 4° à poser
à tous les points culminants des rues, des
bornes-fontaines disposées de manière à laver
aussi souvent et aussi abondamment qu'on le
voudra, la totalité des ruisseaux pavés; 5° à
construire 14 fontaines pour la décoration des
places publiques et les besoins des habitants
pauvres; 6° enfin, à établir des égouts au moins
dans la direction des conduites principales,
afin de recevoir et d'écouler souterrainement
les eaux des fontaines monumentales et celles
des réservoirs et des conduites, lorsqu'on aurait des réparations à faire (1). Ces propositions
ne furent malheureusement pas admises sans
restrictions. « Les travaux d'Arcier, entrepris
en face de procès dans lesquels on contestait
à la ville le droit de dériver plus d'une certaine quantité d'eau strictement nécessaire aux

(1) P. 29 et 30.

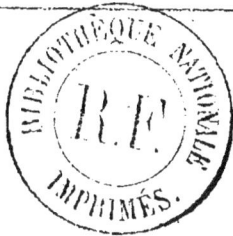

habitants, ont été exécutés avec une certaine
retenue dont on ne sent l'inconvénient qu'aujourd'hui. » (A. Delacroix) (1). Tel qu'il existe
actuellement, le canal ne peut fournir simul-
tanément l'eau nécessaire à l'alimentation et à
la voirie. Constitué à l'origine pour débiter 500
litres d'eau à la seconde, il en perd plus de la
moitié par le trop-plein du siphon de Morre.
Une raison d'économie ne permit pas non plus
d'adopter dans son ensemble la distribution des
fontaines monumentales proposée par M. Mary.
Les fontaines de la place Saint-Quentin, de la
rue Ronchaux, des Carmes, de la Préfecture,
des Clarisses, du Lycée, de l'hôtel de ville, de
la place Labourey, de la Madeleine, des places
de l'Artillerie et de Bacchus furent maintenues ;
et celles de la place Saint-Jean, de l'hôpital, de
la porte Saint-Pierre, des Jacobins, de la porte
Rivotte, de Granvelle, du Transmarchement et
de la porte Notre-Dame, ajournées à des temps
meilleurs. On établit un grand jet d'eau au
rond-point de Chamars. Les fontaines de la place
de l'Etat-Major, de la rue Saint-Paul et de la
rue des Granges continuèrent à être alimentées
par l'aqueduc des eaux de Bregille. On n'établit pas tout d'abord des conduites d'eau dans
toutes les rues; aujourd'hui encore il y en a
qui en sont privées. Enfin, l'administration
municipale fixa le prix de l'eau à 10 fr. l'hec-
tolitre, prix double de celui que conseillait
M. Mary (2), et qui a dû limiter considérable-

---

(1) Rapport cité, p. 52.
(2) Rapport, p. 22 et 23.

ment les demandes de concessions des propriétaires et surtout des industriels.

L'eau d'Arcier alimente actuellement 18 fontaines à jet continu, 33 bornes-fontaines, 93
bouches d'arrosage et 80 bouches à incendie.
D'après Sainte-Claire-Deville, elle contient par
litre :

Silice..................	0.0390
Alumine	0.0090
Carbonate de chaux.....	0.2139
— de magnésie..	0.0078
Chlorure de sodium.....	0.0020
Sulfate de soude.......	0.0045
Carbonate de soude.....	0.0069

Les matières organiques ne s'élèvent pas à plus
de 0.0015 à 0.0020. Elle est plus aérée que
l'eau de rivière puisqu'elle contient : oxigène,
5.90, et azote, 15.30 par litre. Cette analyse
démontrerait « que non-seulement la source
d'Arcier se place au nombre des eaux potables
de bonne qualité, mais encore qu'elle occupe
le premier rang parmi celles qui pouvaient en-
trer en concurrence avec elle. D'autre part, on
objecte que l'eau des nouvelles fontaines manque de fraîcheur en été et de limpidité en tout
temps, qu'elle dépose un précipité qui imprime
aux vases où elle séjourne une odeur fade,
herbacée et désagréable, qu'elle recouvre les
fontaines de boue, de mousse, de conferves
et d'autres plantes aquatiques qui forcent à les
écurer tous les quinze jours. » (Druhen aîné) (1).

(1) Epidémies de fièvres typhoïdes, p. 87,

Ces faits graves et compromettants pour la santé publique s'expliquent très bien, si les eaux incriminées proviennent, comme le veulent certains de leurs détracteurs, des marais de Saône; mais rien n'est moins démontré. Nous aimons mieux admettre, avec M. Druhen aîné, que les constructeurs de l'aqueduc moderne n'ont pas assez isolé les eaux d'Arcier des sources moins pures qu'ils ont rencontrées sur leur chemin. Quoi qu'il en soit, on n'est pas encore parvenu à purifier complétement ces eaux des impuretés qui les avaient fort discréditées à une certaine époque surtout.

Egouts. — On pouvait supposer qu'à l'époque romaine, il existait, dans la métropole de la Grande Séquanaise, une distribution d'égouts parallèle à celle des eaux d'Arcier; ce ne fut néanmoins qu'en 1840, lors de la construction du nouvel arsenal, qu'on en acquit la certitude par la découverte d'un égout romain sous la Plaine-des-Capucins. Cet égout parfaitement conservé a pu être parcouru sur une longueur de 45 mètres; plusieurs petits égouts et des tuyaux en plomb y aboutissaient. On a découvert d'autres égouts romains depuis.

Ces antiques égouts ruinés ou perdus, les ruisseaux des rues servirent seuls à l'écoulement des eaux pluviales dans une ville où il pleut un tiers de l'année. Encore cet écoulement n'était-il guère assuré que dans les points les plus déclives; plus tard on dut pourvoir les autres d'égouts ou de puisards. Ces égouts,

qui d'abord traversèrent des jardins et des ver-
gers, devinrent par la suite, pour les constructions qui les remplacèrent, des servitudes
très gênantes. Les puisards, après avoir saturé
le sol environnant, devenaient des foyers d'infection qui provoquaient autant de réclama-
tions que l'invasion des eaux ou la servitude
des égouts. Quant aux eaux ménagères, elles
s'écoulaient tantôt dans les égouts, tantôt dans
des puisards privés qui ne le cédaient pas en
horreur aux puisards municipaux. Cependant
une telle situation devait se prolonger jusqu'à
la restauration des eaux d'Arcier. Nous avons
vu que M. Mary conseilla, à cette époque, la
construction ou au moins l'amorcement d'un
système nouveau et régulier d'égouts, en har-
monie avec celui des eaux. Besançon a fait,
pour réaliser cette idée, les plus grands sacri-
fices. En vingt ans, de 1854 à 1874, sur une
longueur totale de rues de 14 kilomètres, près
de 9 kilomètres d'égouts ont été construits, et
350,000 francs environ dépensés. Les 5 kilomètres qui sont encore à construire sont ceux
des rues desservies par d'anciens égouts ou
dont les ruisseaux se déversent dans la rivière
ou dans les égouts des rues voisines.

Les égouts de M. Mary laissent peu à désirer. Ils sont construits de moellons durs et de
béton, et revêtus, sur toutes les faces appa-
rentes, d'un mortier hydraulique bien lissé.
Leur capacité (hauteur sous clef 2 mètres, largeur 1^{m}10 dans toute la hauteur pour ceux qui

contiennent les conduites d'eau, 1^{m}10 à la naissance de la voûte et 0^{m}80 au radier pour les autres) suffit à l'écoulement d'une énorme quantité d'eau. Le radier des bouches sous trottoirs, au lieu d'être horizontal comme cela se faisait autrefois, est en pente, afin que les matières qui y tombent soient immédiatement emportées. On peut regretter qu'on n'ait pas donné à ces égouts une profondeur plus grande pour qu'ils pussent servir au drainage des caves. Il n'était pas à craindre, en effet, que la diminution de pente qui en serait résulté permît la stagnation et l'accumulation des immondices. Ce défaut eût été grandement atténué dans ses conséquences par l'abondance et la continuité du courant d'eau. Les regards établis de 100 mètres en 100 mètres sont trop éloignés les uns des autres, et les disques de fonte qui les recouvrent leur font perdre tous leurs avantages comme ouvertures d'appel ou d'évent. Les larges bouches sous-trottoirs (1 mètre sur 0^{m}14) qui reçoivent les eaux de la voie publique, donnent aussi passage aux émanations, surtout lorsque la hauteur barométrique s'abaisse. C'est là un grave inconvénient, plus grave à Besançon que dans la plupart des villes où on le signale, et auquel il serait cependant si facile de parer en adaptant à ces bouches un des nombreux systèmes de soupapes à contre-poids. Mais, tels qu'ils sont, ces égouts réalisent un tel progrès sur le passé hygiénique de Besançon, qu'il n'est pas étonnant qu'on ne se soit pas préoccupé jusqu'ici des défauts qu'ils présentent encore.

Arrosage de la voie publique. — Les eaux employées à l'arrosage et au nettoyage des rues, ont la même origine que les eaux d'alimentation. Elles sont versées en grande abondance sur la chaussée par 33 bornes-fontaines et 93 bouches sous-trottoirs ou autres. Dans les rues dont le sol est horizontal leur stagnation a été évitée par un système de pentes adossées presque insensibles à première vue, au sommet desquelles s'ouvrent les bornes ou les bouches. On trouve, de distance en distance, d'autres bouches pratiquées dans les murs riverains et qui peuvent donner une bien plus grande quantité d'eau ; elles appartiennent au service des incendies et sont au nombre de 80. Le pas de vis de la fontainerie est le même que celui des pompes à incendie.

Balayage, enlèvement des boues. — Le balayage de la voie publique, le lavage des trottoirs et le nettoyage des ruisseaux et des grilles d'égout a lieu, chaque matin, par les soins des propriétaires riverains ou de leurs préposés. Les boues et les débris de toutes sortes sont enlevés par les protégés de la Société de secours et de patronage, et pour le compte d'entrepreneurs qui les utilisent ou les vendent comme engrais. Ces deux opérations de voirie ont lieu sous la surveillance d'agents municipaux. On peut observer que les ordures sont déposées sur la chaussée trop longtemps avant le passage des voitures qui doivent les enlever, et que ces voitures elles-mêmes, souvent trop remplies ou mal closes, répandent, chemin faisant, une partie de leur contenu.

Eclairage public. — Besançon est éclairé au gaz depuis une quarantaine d'années; on ne trouve plus de becs à l'huile que dans les parties les moins fréquentées des faubourgs. Les becs de gaz sont, en général, trop éloignés les uns des autres; l'édilité semble avoir beaucoup trop compté autrefois sur l'éclairage des magasins, éclairage dont le moindre défaut est l'instabilité. L'usine à gaz a été construite, à une distance suffisante de la ville, dans un faubourg dont l'extension est limitée par sa situation même.

Voirie. — La voirie des animaux morts, les charniers et ateliers d'équarrissage qui en dépendent ont été placés dans un lieu isolé assez élevé, exposé aux vents du sud qui balayent leurs exhalaisons dans une direction toute opposée à celle de la ville.

Abattoir. — Il n'en est pas de même de l'abattoir qui a le défaut capital d'être en ville et dans un quartier qui n'avait déjà que trop de causes d'infection. Cette réserve faite, nous pouvons dire qu'il est bien construit, monumental même, et qu'il a réalisé un énorme progrès sur les anciennes grandes boucheries. Il se compose d'une grande halle destinée à l'abattage, dominant la rivière au sud, et précédée au nord d'une cour pavée avec soin et fermée par une grille. De chaque côté de cette cour et sur toute sa longueur, règnent deux bâtiments moins élevés où se trouvent, à droite, le logement du gardien, une petite halle pour l'abattage des porcs fermée par de simples persiennes à planchettes mobiles, et une petite étable; à gauche, le bureau du préposé et d'autres étables. La halle d'abattage s'ouvre, par trois grandes portes, à claires-voies, sur la rivière à laquelle on peut descendre par un double perron. Ce système d'aération est complété du côté de la cour par une quatrième porte, trois imposes et trois ventaux pratiqués dans la corniche qui soutient la toiture. Cette halle est pavée de larges dalles légèrement inclinées de la circonférence au centre, où se trouve l'ouverture grillée de l'égout qui conduit à la rivière le sang et les eaux de lavage; ses murs sont protégés jusqu'à une certaine hauteur par d'autres dalles; de nombreux robinets donnent de l'eau en abondance. Il y règne aussi cette demi-obscurité et cette fraîcheur qui sont favorables à la conservation de la viande et qui éloignent les insectes. Les étables sont réservées exclusivement aux animaux qui doivent être abattus dans la journée; les débris de toutes sortes sont enlevés chaque jour et transportés à la voirie de Valentin; enfin, la viande et les peaux ne doivent pas y séjourner.

Boucheries. — Il serait bien à désirer que les boucheries fussent établies dans les mêmes conditions de salubrité. Elles sont presque

toutes installées dans des locaux trop res-
treints, où l'air stationne en toutes saisons,
surchauffés en hiver, ouverts pendant l'été à
la chaleur et aux mouches. L'étal, généralement en bois nu, s'imprègne de sang et de
graisse qu'aucun lavage ne peut complétement
enlever et qui finissent par donner une fâcheuse
odeur à tout l'établissement. Les charcuteries
sont, au contraire, très propres et très fraîches.

Vérification des décès. — A Besançon, comme
dans toutes les grandes villes où l'on compte
chaque jour un certain nombre de décès, leur
vérification ne pourrait être faite par l'officier
de l'état civil en personne, ainsi que le pres-
crit la loi. Trois médecins sont commis à cette
vérification, et aucune inhumation ne peut
avoir lieu dans les cimetières de la ville sans
un certificat d'un médecin de l'état civil. On a
donc continué à se conformer aux prescrip-
tions de l'arrêté consulaire du 21 vendémiaire
an IX, qu'il serait si désirable de voir remettre
en vigueur dans tout le pays. On peut affirmer
que, dans toutes nos communes rurales et
dans la plupart de nos petites villes, non-seulement l'officier de l'état civil ne fait pas la
vérification des décès qui lui sont déclarés,
mais qu'il n'est commis personne pour la faire.
Et cet abus si grave, si effrayant dans ses conséquences, qui nous est si justement reproché
par nos voisins, n'a pas encore éveillé l'attention de la majorité des citoyens.

Cimetières. — Besançon n'avait autrefois

qu'un cimetière appelé le Champ-Brûlé, parce
qu'à l'époque de la Terreur les sépultures en
avaient été violées et les cadavres qu'elles ren-
fermaient exhumés et brûlés. Ce cimetière, situé
à mi-côte sur la rive droite du ruisseau de
Fontaine-Argent, sert encore à l'inhumation
des morts des hospices et de ceux des familles
qui en font la demande. Il sert aussi à des
aliénations de places à perpétuité. Dans le
même enclos et séparé de lui par une simple
haie, se trouve le cimetière protestant. Le
sous-sol argileux de ces deux cimetières rete-
nait les eaux qui descendent du mont de Bregille. A une époque assez rapprochée encore,
les fosses à peine creusées se remplissaient
d'eau jusqu'aux bords et les corps y étaient
noyés plutôt qu'inhumés (1). On a dû en draî-
ner les abords.

Le nouveau cimetière catholique, beaucoup
plus étendu que le Champ-Brûlé, est sur la
rive droite du même ruisseau, un peu en aval.
Le terrain déclive est un sol de jardin riche
en détritus végétaux, contenant beaucoup de
carbonate et une certaine quantité de sulfate
de chaux, où la putréfaction doit marcher avec
rapidité. Trop éloigné de la ville à l'origine,
il est maintenant entouré de constructions
dont le nombre augmente chaque année et
qui en amèneront la suppression. Il est, d'ail-

---

(1) « ... à la grande et juste indignation des gens qui
accompagnent les convois. » *(Rapport du voyer de la ville,*
1869.)

leurs, devenu insuffisant; des mesures prises par l'administration municipale, en 1869 (1), n'ont pu ajourner qu'à dix années (1879) la nécessité d'établir un grand cimetière nouveau. Les Israélites possèdent, dans le fond du même vallon, un petit cimetière placé dans de bonnes conditions. Enfin, les petits cimetières des sections rurales de Saint-Ferjeux et de Velotte, ainsi que ceux des communes environnantes, admettent les morts des familles bisontines qui y possèdent des résidences d'été. Ces cimetières sont en plein village.

Bains. — Le prix des bains chauds, dans les établissements encore trop peu nombreux que possède Besançon, varie de 50 centimes à 1 franc. On peut le considérer comme trop élevé pour ne pas être un grand obstacle à la généralisation de leur usage dans les classes populaires. Mais cet obstacle n'est pas le seul, ni le plus puissant; un préjugé bien enraciné attribue à l'eau, comme à l'air, la plus fâcheuse influence sur la santé. C'est ainsi qu'on méconnaît trop souvent la bienfaisante action des agents hygiéniques! Il faut joindre aux pauvres ignorants qui ont peur des bains, même en été, la foule des indifférents et de ceux qui ne sont pas assez convaincus de leur utilité.

L'usage des bains de rivière est assez répandu; mais l'emplacement choisi par la mu-

---

(1) A. Delacroix, loc. cit.

nicipalité, au pied des remparts de Chamars,
laisse fort à désirer, situé qu'il est en aval de
la ville et non loin de l'abattoir et de nombreuses tanneries. Dans le fort de l'été, lorsque les eaux sont basses, les baigneurs sont
exposés à leurs émanations méphitiques, et
leurs mouvements soulèvent du fond de la
rivière une vase composée des détritus les plus
suspects.

De plus, la rive sur laquelle les baigneurs
peuvent se déshabiller est presque complète-
ment à découvert et en plein soleil. Enfin, le
lit est pavé de débris de verre et d'énormes
galets. Le seul motif qui ait pu déterminer le
choix d'une pareille baignade, c'est que le
fond de la rivière, peu profonde sur cette rive,
va en s'abaissant par degré et parait très com-
mode aux nageurs novices. On a fait beaucoup pour cette dernière catégorie de baigneurs : des plongeurs courageux et éprou-
vés, montés sur des barques, sont toujours
prêts à se porter au secours de ceux qui sont
en danger ; ils ont dans leur poste, tous les
engins de secours aux noyés. Aussi, cette baignade, malgré ses défauts, est-elle en grande
faveur auprès des gens prudents, et reçoit-
elle les élèves des colléges et les corps de
troupe. L'école de natation établie pour ces
derniers en amont du pont de Bregille est
dans de bien meilleures conditions ; mais l'espace réservé aux baigneurs qui ne savent pas
nager est trop restreint. La baignade des Prés-

de-Vaux est assez fréquentée, à cause de la
propreté de l'eau en cet endroit ; il est à regretter qu'elle soit dangereuse, son fond de
sable étant très mobile, et entourée qu'elle est
de points d'une très grande profondeur. Elle
n'est point surveillée. Le cours du Doubs, dans
le reste du territoire de Besançon, est à peu
près partout dans les mêmes conditions d'in-
sécurité ; aussi l'autorité militaire doit-elle,
chaque été, organiser un service de surveillance sur ses bords et interdire aux soldats de
se baigner en dehors des points désignés.

Lavoirs. — Les lavoirs publics de Besançon
sont installés dans de grands bateaux couverts
qui peuvent donner place à 50 ou 60 lavandières. Ces bateaux sont au nombre de 12. On
peut y pratiquer toutes les opérations qui
constituent le lessivage ; mais ils ne servent le
plus souvent qu'au rinçage du linge. Largement ouverts pendant l'été, ils sont fermés en
hiver par des châssis vitrés, qui mettent les
mains des lavandières à l'abri de l'air extérieur. Ils sont alors chauffés par des poêles en
fonte, et très bien éclairés dans la soirée et
avant le jour. Le plancher est suffisamment
élevé pour n'être pas atteint par les eaux de
la cale, et suffisamment déclive pour ne pas
conserver celles qui dégoutent du linge. Les
séchoirs sont établis au centre du bateau ou
dans une sorte de galetas. Le prix d'entrée,
ou plutôt de séjour, est de 30 centimes en hiver et de 25 en été pour la journée, de 15 cen-

times pour une demi-journée, de 10 centimes
pour une durée moindre. On peut voir par ces
chiffres de quelle utilité ces lavoirs publics, à
la portée de toutes les bourses, peuvent être
pour les classes peu aisées ou même nécessi-
teuses de la population.

Vidanges. — « L'industrie des vidanges s'o-
père à Besançon par deux procédés. L'un,
avec désinfection, se trouve placé dans les
conditions exigées par la plus vulgaire pré-
voyance ; l'autre, extrait, transporte et distri-
bue les matières à l'état brut. Aucune précau-
tion, si ce n'est la fermeture exacte des réci-
pients n'entoure ce travail et ce commerce... »
Ces plaintes de la Société de médecine (1) ont
été entendues et l'autorité municipale s'est
rendue à l'invitation qui lui était faite « de
priver d'autorisation toute industrie de vidanges qui n'opère point par désinfection des
fosses, par transport à vases clos, par transfor-
mation des matières pour les rendre impu-
trescibles, et prohiber toute extraction, transport, dépôt ou distribution de matières excré-
mentitielles à l'état brut (2). » L'ancien système des vidanges a été abandonné sans retour, et l'enlèvement des matières fécales con-
fié à une entreprise qui adoptait un procédé
moins primitif et surtout moins insalubre. Ce
procédé trop connu pour que nous nous arrê-

---

(1) V. *Bulletin de la Société de médecine de Besançon*,
1867, — Rapport de M. COUTENOT.
(2) Ibid.

tions à le décrire, est celui de la séparation des matières solides d'avec les liquides, après leur désinfection dans les fosses. Il n'est peut-être pas toujours pratiqué avec toute l'habilité désirable, et l'on peut regretter aussi qu'il le soit trop souvent de jour; mais, tel qu'il est, il réalise déjà un immense progrès.

3° Edifices publics.

Edifices religieux. — Les édifices consacrés au culte sont nombreux à Besançon. On y compte dix églises paroissiales, dont quatre dans la banlieue ; un assez grand nombre de chapelles dont quelques-unes, celles de l'Hôpital St-Jacques, du Grand Séminaire, du Collége Catholique, les chapelles militaires de Saint-Louis et de la Citadelle, sont ouvertes au public ; un temple réformé et une synagogue. Deux de ces édifices seulement, la cathédrale Saint-Jean et l'église de la Madeleine, ont des proportions réellement monumentales ; mais toutes sont de belles constructions, et leurs abords ont été dégagés depuis quelques années. Les ouvertures et les vitraux blancs y sont en nombre suffisant pour y assurer la circulation de l'air et de la lumière. La seule amélioration que réclament les églises, c'est l'adoption d'appareils de chauffage pour l'hiver qui est très rude.

Salles d'asile. — Une des salles d'asile catholiques, celle de la rue Ronchaux, laisse beaucoup à désirer par sa situation entre une rue assez étroite et une cour très insuffisante. Il semble qu'on ait voulu compenser ce désavantage en multipliant les grandes portes vitrées qui s'ouvrent sur l'une et sur l'autre, et en exagérant leurs proportions; mais on a peut-être sacrifié un peu trop à cette idée de réparation, et si l'air et la lumière entrent à flots, il doit en être de même du froid et du chaud. Celle du quai de Strasbourg est dans des conditions tout autres d'exposition et de construction. Nous regretterons seulement qu'on ait dû préférer à une grille, une clôture pleine qui enlève aux enfants, avec la vue du quai, un peu de l'air et de la lumière qu'ils pourraient avoir.

Ecoles. — Les écoles primaires, installées jusqu'ici dans des locaux d'aventure, ne sont pas toutes bien exposées, ni suffisamment isolées et ventilées. Le grand séminaire, le lycée et les autres établissements d'instruction secondaire présentent l'insalubre disposition claustrale, que ne rachète pas complétement l'étendue des cours et des jardins.

Casernes. — Les casernes ont été minutieusement décrites par MM. Forgemol et Artigues (1) dans leurs topographies médicales. On peut les diviser en trois catégories : 1° les vieux couvents (les Jacobins, la Visitation), constructions quadrangulaires auxquelles on peut faire les mêmes reproches qu'à nos écoles secondaires ; 2° les casernes Vauban, dont les pa-

---

(1) V. *Recueil des Mémoires de médecine militaire*, 1854.

villons sont isolés mais qui ont le grave inconvénient d'être divisés du haut en bas, dans le
sens de la longueur, par des murs de refend
(St-Pierre, Citadelle, fort Griffon, anciens pavillons des casernes St-Paul), ou des corridors
(Arènes), qui font obstacle à la ventilation ;
3° les casernes modernes (nouveaux pavillons
de St-Paul), qui présentent le contraire, et où
les courants d'air sont trop violents. Il y aurait fort à redire sur le choix des lieux où
elles ont été installées ou construites, sur leur
exposition, sur leur entourage. Leur économie
intérieure laisse peut-être encore plus à désirer ; mais elles n'offrent rien, sous ce rapport,
qui ne soit reproché à toutes les casernes de
France.

Hôpitaux et hospices. — Besançon possède,
sous le nom d'hospices réunis, deux grands
établissements qui ont succédé aux anciens
hôpitaux de Saint-Jacques, de la Charité, du
St-Esprit, de St-Jean-l'Aumônier et de Bellevaux.

L'hospice de Saint-Jean-l'Aumônier a été
fondé en 1701, pour assister à domicile (sous
le nom d'Aumône générale), les pauvres qui
pouvaient encore travailler et donner asile à
ceux qui ne pouvaient plus le faire. On y a
réuni, depuis la Révolution, la maison de
Bellevaux, qui relevait, depuis longtemps déjà,
de la même administration. Bellevaux était
tout à la fois un hospice pour les pauvres
invalides et une prison pour les vagabonds et

les filles publiques. Saint-Jean-l'Aumônier ou Bellevaux participait, il y a peu d'années encore, de cette double qualité et réunissait, dans ses vastes bâtiments, une maison centrale de correction, un dépôt d'aliénés, un dispensaire pour les affections vénériennes et cutanées et la Maternité. « Le chiffre de sa population variait alors entre 5 et 600 individus, dont les condamnés faisaient près de la moitié (1). » « Une troisième ère commence en 1856 pour l'établissement de Bellevaux. Dans le but de faire cesser définitivement cette confusion déplorable en vertu de laquelle on voyait le vieillard pauvre, mais honnête et infirme, coudoyer chaque jour le criminel audacieux et robuste, et la fille trompée et honteuse forcée de vivre avec la prostituée incorrigible, on a pris le parti de séparer entièrement le réfuge de la maison de correction. La chose était facile, il suffisait pour cela d'agrandir les bâtiments de la maison hospitalière proprement dite. En outre, afin d'établir plus nettement la ligne de démarcation entre l'asile et la prison, on a rendu à la maison hospitalière son ancienne dénomination de Saint-Jean-l'Aumônier, et la maison de Bellevaux proprement dite est demeurée la maison de correction établie par le décret de l'an III. Toutefois, c'est le même directeur qui administre les deux établissements (2). »

(1) Druhen aîné, de l'*Indigence et de la bienfaisance dans la ville de Besançon*, p. 168.
(2) Id., *Ibid.*, p. 169.

L'asile des aliénés, insuffisant puisqu'il ne pouvait recevoir que 70 sujets, fut supprimé vers la fin de 1857 et réuni définitivement à celui de Dole, où le département entretenait déjà 80 de ces malheureux.

Malgré ces avantages nouveaux, Saint-Jean-l'Aumônier est un triste hôpital noir et sombre, situé au milieu d'un quartier des plus insalubres. Les cours sont beaucoup trop petites pour la population qui s'y presse. La disposition claustrale des bâtiments et leur grande élévation y rendent trop difficile l'accès de l'air et de la lumière. L'air est dispensé avec la même parcimonie aux salles basses et mal percées, dépourvues de tout appareil de ventilation régulier, où cet agent hygiénique ne s'introduit guère qu'en contrebande. Cependant, la charité publique et celle des associations de secours et des particuliers y entretiennent environ 400 personnes, qui se décomposeraient ainsi :

Indigents	100
Enfants assistés	10
Infirmes divers	15
Syphilitiques	75
Galeux	100
Teigneux	20
Dartreux	10
Filles-mères	50
Elèves sages-femmes	20

Le contingent de Besançon est de 100 individus en moyenne. Il ne comprend presque pas d'indigents, mais surtout des malades vénériens ou galeux.

Hôpital Saint-Jacques. — Fondé en 1122 par le chapitre collégial de Sainte-Madeleine, pour les pèlerins et les malades, l'hôpital Saint-Jacques fut construit près de la porte d'Arènes, sur l'emplacement de l'amphithéâtre romain. Mais, lorsqu'en 1676, Vauban commença les nouvelles fortifications, on dût démolir cet hospice, et, peu après, on construisit l'hôpital actuel, qui fut achevé en 1707. On y réunit, en 1703, la Charité fondée en 1683 par M. de Broissia, maître des requêtes au Parlement, en faveur des orphelins, et qui n'en a pas été séparée depuis; èt, à l'époque de la Révolution, l'hospice des vieillards de Saint-Jean-l'Aumônier et l'hospice du Saint-Esprit ou des enfants assistés, fondation de Jean de Montferrand (1207).

Saint-Jacques est plutôt un hospice qu'un hôpital proprement dit; s'il est surtout destiné au traitement des affections curables, il a des pensionnaires et donne aussi asile à des invalides, à des vieillards et aux enfants trouvés du sexe féminin (1). C'est un des plus beaux établissements de ce genre qu'on voit en France. Il se compose de trois parties, reliées entre elles par des passages couverts. Au centre, se trouve l'ancien hôpital, composé

---

(1) Depuis l'incendie de l'hôpital en 1840, les garçons occupent les bâtiments de l'ancien petit séminaire d'Ecole et forment une colonie agricole aujourd'hui très florissante.

d'un grand corps de bâtiment avec deux ailes
en retour d'égale longueur. Une grande cour
carrée, fermée sur la rue par une grille mo-
numentale en fer forgé, et autour de laquelle
règne un portique élevé de quelques marches,
sert de promenoir aux malades. De l'angle
ouest du bâtiment partent, dans les directions
du nord-ouest et du sud-ouest, deux ailes
complémentaires. Cet ensemble comprend, au
rez-de-chaussée (élevé de 1^m50 au-dessus du
sol de la cour), les bureaux, la salle de garde,
la tisanerie, la pharmacie, la dépense, des
salles d'incurables, les cuisines et la buan-
derie ; à l'étage, le logement des sœurs et
quatre grandes salles qui sont destinées aux
blessés et aux fiévreux civils et militaires. Ces
salles, très hautes de plafond, sont largement
éclairées et aérées par une double rangée de
fenêtres élevées, qui s'ouvrent à plus de un
mètre au-dessus des lits. Leur ventilation est
complétée par deux grandes portes donnant
sur des balcons. Elles forment une croix grec-
que et s'ouvrent par de grandes verrières, sur
un grand vestibule carré servant de cage à un
escalier large et très doux, et au centre duquel
se trouve une chapelle.

A gauche de l'ancien hôpital, est un grand
bâtiment parallèle à son aile gauche et de
même longueur, intérieurement divisé, comme
les anciennes casernes, par un mur de refend
longitudinal. On y trouve au rez-de-chaussée,
d'abord le service des officiers adossé à l'E-

cole de médecine, puis le service des vieillards, au premier et au second étages, de petites salles destinées aux militaires fiévreux et
qui ne sont guère ouvertes qu'en temps d'épidémies.

Enfin, à droite est située l'ancienne maison
du Refuge où sont installés les services des
femmes blessées, des femmes incurables et invalides, le bureau des nourrices et l'orphe-
linat. Le Refuge est un bel édifice, composé
d'un corps de bâtiment à un étage avec ailes,
surmonté d'un dôme, et d'un autre bâtiment
quadrangulaire à deux étages. Sous le dôme
est une chapelle.

L'hôpital Saint-Jacques mérite, malheureusement, une grande partie des reproches que
les hygiénistes font aux établissements hos-
pitaliers construits dans les siècles passés :
1° Il est en ville, dans un lieu bas et humide,
exposé aux effluves du sol marécageux de
Chamars, trop rapproché des fossés et de la
rivière. Les jardins sont contigus à ceux du
lycée et du pensionnat du Sacré-Cœur. 2° Il
est trop grand. « Jamais, dit Michel Lévy, on
n'a réuni impunément des masses de malades
dans les établissements les plus salubres en
apparence et les mieux installés... La viciation
atmosphérique est en raison directe du nombre des malades réunis dans la même enceinte ; on n'a pas encore réussi à la prévenir
absolument ni par les plus larges fixations du
cubage de l'air, ni par le jeu des appareils

ventilateurs. (1) » 3° On y a réuni des services trop divers. Si dans les hôpitaux trop
grands, on voit certaines affections s'aggraver,
on voit souvent aussi les affections épidémiques s'y propager avec une désastreuse rapidité. On se demande quel serait, à l'hôpital
Saint-Jacques, le sort des infirmes, des orphe-
lines et des vieillards en temps d'épidémies !
Quelle responsabilité effrayante ont assumée,
dans leur ignorance ou faute d'avoir voulu
s'éclairer, les administrations qui ont créé un
tel état de choses ! 4° La forme est un danger. La chapelle qui fait communiquer les
quatre principales salles entre elles, les passages ou ponts couverts qui relient entre eux
les différents bâtiments, sont des dispositions
commodes au point de vue du service intérieur et de la surveillance, mais très favorables
aussi à la propagation du méphitisme dans
toute l'étendue de ce vaste ensemble. 5° Les
grandes salles, bien que hautes de plafond,
bien aérées et éclairées, pèchent contre l'hygiène par le fait même de leur étendue, parce
qu'on peut vraisemblablement y placer un
grand nombre de malades et que ces avantages n'empêchent pas les miasmes de s'y
accumuler. Les petites salles du bâtiment de
gauche ont été fort judicieusement réservées
aux malades atteints d'affections épidémiques.
Elles sont suffisamment isolées les unes des
autres et ne contiennent pas plus de 20 à 25

---

(1) *Traité d'hygiène*, t. II, p. 617.

lits chacune, ce qui n'est pas un chiffre trop élevé. Malheureusement, elles n'ont de fenêtres que d'un côté.

Les salles des femmes blessées dans les bâtiments du Refuge présentent la réunion de toutes les conditions anti-hygiéniques. Elles communiquent ensemble et, avec les autres salles de femmes, contiennent trop de lits et des lits à baldaquin, sont basses de plafond et point ventilées. Aussi les mauvaises odeurs et la putridité des plaies y sont-elles en permanence.

Nous avons dit que cet hôpital recevait les blessés et les fiévreux militaires dans deux de ses grandes salles. Les vénériens sont relégués dans des galetas mansardés, situés au-dessus de la salle des fiévreux, et qui rappelaient, naguère encore, par leur aspect général et leur ameublement, le temps où ces malheureux étaient traités comme des malfaiteurs. Ce local a été récemment remis à neuf, et l'on n'y voit plus les couvertures et les draps rapiécés d'autrefois.

L'hôpital est administré par une commission qui en a graduellement abandonné la direction aux religieuses, ne se réservant pour elle-même que le contrôle. Cet état de choses qui aurait, partout ailleurs, les plus graves inconvénients, en a fort peu, grâce à l'habileté de ces dames, qui ont su, généralement, se mettre au-dessus de tout blâme comme de tout éloge. La coquetterie des salles, l'extrême propreté du linge et des vêtements des malades, la qualité des aliments et leur préparation en disent assez sur la manière dont les services si divers confiés à leurs soins sont compris par elles.

=====

DEUXIÈME PARTIE

DE LA POPULATION.

1° Conditions générales.

Le sol de Besançon a été foulé par trop d'envahisseurs et leur passage y a laissé trop de traces, pour qu'on puisse, à la distance de plusieurs milliers d'années, avoir autre chose que des présomptions sur la race à laquelle cette ville doit sa fondation. Au temps de Jules César, elle était occupée par une tribu séquanaise qui lui devait son nom *(Bisuntini.)* Les Romains, les Bourguignons, les Allemands, les Espagnols et les Français sont venus successivement apporter à la population bisontine des éléments dont la fusion a produit celle de nos jours.

Cette agglomération cosmopolite ne présente pas, au même degré que les populations qui l'entourent, la stature élevée et la vigueur qui distinguent la race franc-comtoise, issue du mélange des Séquanes avec les Burgondes, qui ont envahi leur pays au commencement du V° siècle (413). Les Séquanes et les Burgondes, d'origine germanique les uns et les autres, constituaient déjà avant leur fusion deux races éminentes par la taille comme par les vertus guerrières. Les hommes sont donc moins grands et moins vigoureux à Besançon que dans le reste de la province ; mais il faut remarquer que le contingent de la Franche-Comté est un des plus beaux de l'armée française. Ils sont, cependant, assez bien constitués et de tempérament moyen. Il n'est pas rare aussi de trouver parmi eux des individus bilieux-sanguins, noirs et petits qui semblent y perpétuer le type méridional de ses anciens dominateurs, les Romains et les Espagnols. Les femmes, grandes et fortement charpentées, ne sont pas très bien douées sous le double rapport des traits et de la grâce. Leur teint est généralement pâle et terreux, *bis* comme on dit dans le pays. Elles ont, comme les hommes d'ailleurs, une grande prédisposition à l'obésité, qui leur fait perdre, avec l'âge, plus ou moins de leurs formes naturelles. Il faut en accuser, outre le tempérament et l'âge, une nourriture trop abondante, et qui a pour base trop exclusive des aliments d'une valeur nutritive hors de proportion avec la dépense, et une vie qui, sans être oisive, est fort sédentaire, coupée de longs sommeils, exempte de peines d'esprit et de passions violentes.

Vie et mœurs. — Il y a quelques années encore, la défiance envers l'étranger et l'égoïsme local, l'esprit mercantile et l'avarice étaient les traits dominants du caractère bisontin. Ce caractère peu aimable a été lent à se modifier au contact de plus en plus fréquent des habitants de la Franche-Comté et des contrées voisines. On ne reconnaîtrait plus aujourd'hui qu'à une sorte de timidité dans l'abord et à l'intelligence du commerce et de l'industrie, un peuple jadis fermé à ses propres compatriotes et n'ayant de communications avec eux que dans des motifs d'intérêt.

La vie est assez facile à Besançon, et les salaires assez élevés. Dans l'industrie horlogère qui domine, ils varient de 8 à 12 et peuvent s'élever, pour les plus habiles, jusqu'à 15 et 20 francs par jour, et l'on estime qu'en moyenne, l'ouvrier horloger peut disposer d'au moins 4 francs par jour. Cependant, grâce à de déplorables habitudes importées d'un pays voisin au milieu d'une population autrefois économe et austère, grâce à l'intempérance des hommes et à la vanité des femmes, l'épargne est rare parmi les horlogers, et toute cause qui arrête le travail les précipite, d'un jour à l'autre, de la plus grande aisance dans la plus extrême misère. Les ouvriers des autres industries, les journaliers, les petits commerçants eux-mêmes participent plus ou moins des défauts des horlogers ; leur genre de vie et ses conséquences sont à peu près les mêmes. Les mœurs anciennes se sont mieux conservées dans les hautes classes de la société, et, avec elles, l'aisance véritable et la santé.

Dégénération. — Mais il est certains agents

à l'influence desquels la vie la plus sage ne peut se soustraire, et réguliers ou irréguliers, les Bisontins ne peuvent réagir contre le climat, et portent, de temps à autre, la peine d'une hygiène publique longtemps déplorable et d'une hygiène privée qui marche au rebours du progrès. Que sera-ce donc si, pour le plus grand nombre, à l'action de ces grands modificateurs hygiéniques se joint celle des causes morales plus puissantes encore ? L'excitation continue du système nerveux par le conflit des intérêts et des passions de la vie sociale, épuise rapidement les constitutions ; et c'est en ce sens que l'on a pu dire que les conquêtes de l'intelligence et de l'industrie sont trop souvent payées par la décadence du corps. Besançon n'a pas échappé à la loi générale, et sa population a progressivement dégénéré depuis que le commerce et l'industrie s'y sont développés. On peut le constater partiellement, en comparant les résultats des opérations du recrutement dans la partie rurale du département (petites villes comprises) et dans le chef-lieu. De 1868, époque à laquelle on a commencé à examiner les classes en entier, jusqu'en 1873, sur 2,288 jeunes gens inscrits à Besançon, 475, près de 21 0/0, ont été exemptés pour défaut de taille ou infirmités diverses, tandis que sur 14,153 jeunes gens inscrits dans les cantons ruraux, 2,850, un peu plus de 20 0/0, ont été exemptés pour les mêmes motifs. Mais voici qui est plus significatif : sur les 2,288 jeunes gens inscrits à Besançon, 111, près de 5 0/0, l'ont été pour faiblesse générale de constitution, et 42, près de 2 0/0, pour défaut de taille (rarement compensé en Franche-Comté par le développement musculaire); pendant que sur les 14,153 jeunes gens du département, 460 seulement, à peu de chose près 3 0/0, l'ont été pour faiblesse générale, et 195, un peu plus de 1 0/0, pour défaut de taille. Ce qui rend plus considérable la valeur de ces rapports, c'est que, généralement, la population des villes a une stature plus élevée que celle des campagnes, condamnée à de plus rudes travaux, et que la croissance s'achève d'autant plus vite que les privations ont été moindres pendant les premières années.

Dépopulation. — Cet affaiblissement marqué de la constitution physique à Besançon paraît devoir y aboutir, comme ailleurs, à la dépopulation. Déjà, en 1857, M. le professeur Druhen aîné établissait que « sans le mouvement incessant d'immigration des campagnes vers notre ville, celle-ci serait dépeuplée au bout d'un nombre d'années facile à prévoir (1). » C'est qu'en effet « le mouvement des populations est en raison inverse des décès et en raison directe des naissances, et que, depuis longtemps déjà, cette proportion est renversée à Besançon. De 1820 à 1835, la proportion des naissances à la population était

(1) Epidémies de fièvres typhoïdes observées dans le département du Doubs, p. 70.

de 34 sur 1,000 habitants ; de 1840 à 1855,
elle n'était plus que de .28. De 1820 à 1835,
la proportion des décès à la population avait
été de 33 sur 1,000 habitants ; de 1840 à 1855,
elle s'est élevée à 36 sur 1,000 (1). » Nos recherches à l'état civil nous ont donné, pour une
période de dix années, 1864-1873, les chiffres
suivants : naissances 24.7 et décès 29.5 pour
1,000 habitants. On voit que le nombre des
naissances a encore baissé depuis 1855 et que
celui des décès lui est encore de beaucoup su-
périeur, bien qu'il se soit amélioré, grâce, pro-
bablement, aux nombreux progrès de l'hygiène
locale. Besançon exerce une bien fâcheuse
attraction sur les populations voisines, puisque, semblable à un consommateur parasite,
il absorde la vie sans la produire, et en tarit
peu à peu les sources autour de lui.

2° Durée de la vie; naissances et décès.

*Vie moyenne ; influence de l'altitude et de
l'atmosphère.* — La vie est moins longue à
Besançon que dans le pays qui l'entoure. La
moitié des habitants arrive à peine à 32 ans
dans ce bassin humide, tandis que la vie
moyenne est de 35 ans dans les campagnes
environnantes déjà plus élevées, et de près de
40 années dans les montagnes où domine en
tout temps la salutaire influence de la fraîcheur,
de la pureté de l'air et de son renouvellement
rapide. .

(1) Epidémies de fièvres typhoïdes observées dans le
département du Doubs, p. 70.

Naissances et décès; influence de l'altitude sur leur nombre. — Le nombre des naissances est plus considérable que dans le reste du département, mais la mortalité y est aussi plus grande. La mortalité y est plus grande que dans le pays bas et plus grande dans le pays bas que dans les hautes régions.

Influence des saisons et du climat. — Le chiffre des naissances atteint son maximum au mois de mai et son minimum au mois de novembre, ce qui suppose le maximum des conceptions au mois d'août, au moment où la nature est à l'apogée de sa période d'activité, et leur minimum au mois de février qui correspond au déclin de l'hiver en Franche-Comté. Le maximum des décès se présente au mois d'avril, le dernier de nos cinq mois d'hiver, et le minimum au milieu de novembre, après la clôture de la belle saison. Le nombre des décès est très élevé au mois de janvier, le plus froid des mois de l'année, et au mois d'août qui en est le plus chaud.

Influence de l'âge sur la vie; morts-nés. — Pendant une période de dix années, de 1854 à 1864 (1), le nombre des morts-nés, d'après M. le docteur Perron, a été de 775 pour 12,390 naissances, ou 6.255 0/0. Il résulte de nos recherches particulières que, de 1865 à 1873, le rapport des morts-nés aux naissances a été de 1 à 16.3 naissances (740 à 11,875),

---

(1) Recherches sur la mortalité dans le département du Doubs, v. Mémoires de la Société d'Émulation, 1865.

ou de 6.165 p. 100. Il y aurait donc eu gain.

Influence du sexe sur la morti-nativité ; supériorité vitale du sexe féminin. — Les garçons sont entrés dans ce nombre 740 morts-nés pour une proportion beaucoup plus forte (420) que les filles (320), 4 à 3. De 1854 à 1864, le nombre des morts-nés du sexe masculin avait été aussi plus considérable (439) que celui des morts-nés de l'autre sexe (336) ; le rapport était à peu de choses près le même.

Excédant des naissances masculines. — Par contre, les naissances masculines étaient plus nombreuses que les naissances féminines ; il était né 6,298 garçons et seulement 6.092 filles. Nous avons constaté le même fait : il est né de 1865 à 1873, 6,057 garçons et 5,818 filles. Cet excédant de garçons paraît décroître pour Besançon comme pour toutes les autres grandes villes. De 1843 à 1852, d'après une statistique de M. Artigues (1), l'excédant des garçons sur les filles a été de 357 ; il n'était déjà plus que de 206, de 1854 à 1864 ; et, s'il n'a pas baissé depuis lors, c'est que la population s'est accrue considérablement par immigration. Il a donc diminué dans le même temps que la population de la ville se condensait ; nouvelle confirmation de cette loi que cet excédant semble dépendre du degré d'agglomération des populations.

---

(1) Topographie médicale de Besançon, v. Recueil des Mémoires de médecine militaire, 1864.

4

Part de l'illégitimité dans la morti-nativité.
— La mortalité des enfants naturels se montre,
comme partout ailleurs, supérieure à celle des
enfants légitimes. « La fille-mère, en suppo-
sant même qu'elle ne recoure pas aux abortifs
pour faire disparaître le fruit de la séduction,
ne néglige aucun effort pour le dissimuler le
plus longtemps possible ; de là des manœuvres
et notamment des pressions qui font obstacle
au développement du fœtus et peuvent même
compromettre la vie. Il faut tenir compte aussi
de l'action délétère exercée sur la santé de
l'enfant et de la mère par le chagrin de celle-
ci (dans le cas presque général de l'abandon
par le séducteur), par ses privations, par ses
travaux excessifs, quelquefois par ses déré-
glements et ses excès de toute nature. L'ac-
couchement de la fille-mère est, en outre,
souvent clandestin ; de là de nouveaux périls
pour elle et pour son enfant. » (Legoyt) (1).
De 1854 à 1864, sur 9,880 naissances d'enfants légitimes, on n'a compté que 521 morti-
nativités, c'est-à-dire un peu plus de 5 0/0,
tandis que sur 2,510 naissances d'enfants naturels, on en a compté 254, c'est-à-dire plus
de 10 0/0. Encore la part de l'illégitimité est-
elle beaucoup moindre à Besançon qu'elle ne
l'est généralement dans les grandes villes, ce
qui tient peut-être à ce que les enfants naturels sont les fruits du concubinage plus sou-

(1) Naissances illégitimes en Europe, v. Correspondant
du 18 février 1874.

vent que ceux de la prostitution ou de la séduction, et se trouvent dans des conditions
d'existence, sinon identiques, du moins très
voisines de celles des enfants légitimes. Nous
avons trouvé, d'autre part, que le chiffre du
rapport des morti-nativités aux naissances légitimes tend à s'élever un peu (6.65 0/0), ce
qui pourrait bien avoir pour cause le travail
de l'atelier, qui détruit souvent l'enfant dans
le sein de la mère. Cette circonstance pèse
beaucoup plus, en général, sur l'épouse que sur
la fille-mère qui vit souvent dans l'oisiveté.

*Décès d'enfants de 0 à 1 an; influence du
sexe.* — Les décès d'enfants dans la première
année de leur existence sont très nombreux.
Besançon perd annuellement plus du cin-
quième 21 0/0 des enfants de cette catégorie.
Ajoutons que ce chiffre, déjà considérable, est
encore au-dessous de la réalité, parce qu'il ne
s'applique pas aux nombreux nouveaux-nés
envoyés à la campagne pour y sucer un lait
mercenaire. On peut, en effet, attribuer très
légitimement à cette ville l'excédant des décès
d'enfants dans les cantons du voisinage. La
perte en garçons se rapproche du 1/4 ; elle
est de 23 0/0, tandis que celle en filles n'atteint
pas le 1/5, elle est de 19 0/0.

Décès de 0 à 5 ans. — La proportion des
décès pour les enfants de 0 à 5 ans est annuellement de près du 1/3, 32 0/0 ; 34.5 0/0
pour les enfants du sexe masculin, 30 0/0 pour
ceux du sexe féminin. Les affections épidé-

miques, qui déciment chaque année l'enfance, sont d'une malignité particulière dans les grandes villes, où la résistance vitale est moindre que dans les campagnes ; et parmi nos grandes villes, Besançon compte, à juste titre, au nombre des plus insalubres.

Décès aux autres âges. — Cette ville ne s'éloigne pas, pour les autres âges, des conditions générales de la mortalité. Nous avons vu que, pendant les cinq premières années de l'existence, la mortalité l'emporte chez les hommes (7 à 6) ; de 5 à 10 ans, les deux sexes sont, à cet égard, sur le pied de la plus parfaite égalité ; de 10 à 15 ans, le rapport est renversé (10 à 9), la mortalité est un peu plus forte pour les femmes que pour les hommes ; de 15 à 20 ans, la supériorité vitale de la femme s'accuse de nouveau, il meurt en moyenne 17 hommes pour 15 femmes, de 20 à 25 ans, il meurt 18 hommes pour 14 femmes, de 25 à 30, 17 hommes pour 15 femmes. Cette supériorité ne se maintient pas de 30 à 40 ans, en raison des dangers et des fatigues de la maternité ; ce n'est qu'à partir de la quarantième année, et malgré les préparatifs et l'établissement de la ménopause, qu'elle prévaut d'une manière définitive. Les femmes qui franchissent 90 ans sont plus de 3 fois plus nombreuses que les hommes (33 à 10). En dix ans, 3 de ces derniers seulement franchissent la quatre-vingt-quinzième année, tandis que cela arrive à 8 femmes.

Influence du mariage et du célibat sur la durée de la vie. — Le mariage, qui contribue si puissamment à la moralité de l'homme, doit exercer par le fait même une favorable influence sur la vie et en prolonger la durée moyenne. Les célibataires fournissent, en effet, aux tables mortuaires, particulièrement de 25 à 30 ans, un chiffre plus élevé que les hommes mariés ; mais nous n'avons à cet égard que des présomptions, les renseignements mis à notre disposition ne nous permettent pas d'établir des calculs de quelque rigueur. Pour les femmes, l'influence du célibat ne se manifeste pas de la même manière. Funeste pour les personnes de 20 à 25 ans, elle l'est moins que celle du mariage pour celles de 25 à 35 ; elle est favorable pour celles de 35 à 50 ; elle devient nulle enfin pour celles qui ont dépassé l'âge critique.

3° Pathologie locale.

Les affections endémiques dans les montagnes de la Franche-Comté sont celles, de tous les climats froids et humides, dont l'action sur l'organisme est essentiellement dépressive ; elles procèdent toutes ou presque toutes du lymphatisme et de la tuberculose. On peut, avec quelque raison, rapporter au défaut de résistance des tissus, joint à l'hydrémie, qui est aussi un des attributs du lymphatisme, le goître, les hernies et les varices qui, avec les affections scrofuleuses et la phthisie pulmonaire, dominent la pathologie locale. Leurs causes efficientes paraissent se résumer dans les efforts d'une population adonnée, dans un pays des plus accidentés, à des travaux pénibles, et dans les congestions locales qu'ils déterminent. On peut attribuer à l'usage de porter des fardeaux sur la tête, la fréquence plus grande du goître chez les femmes. Ces affections sont particulièrement fréquentes à Besançon, où toutes leurs causes se trouvent réunies et atteignent leur maximum.

Goître. — On peut le dire, surtout pour le goître qui, non content de s'y montrer à l'état endémique, s'y développe encore sporadiquement chez les étrangers et les militaires. On a dit et écrit que les causes efficientes citées plus haut ne suffisent pas à expliquer la production du goître chez ces derniers ; et l'on a mis en cause les marches auxquels ils sont soumis. Nous ne sommes pas de cet avis, parce que le goître sporadique s'attaque aux étrangers civils comme aux militaires ; et c'est avec raison qu'on a fait remarquer, depuis longtemps déjà, que les soldats sont soumis aux mêmes exercices et aux mêmes manœuvres et commettent les mêmes imprudences dans beaucoup d'autres garnisons que celles où l'on signale le goître aigu. Il semble aussi que cette affection ne se manifeste pas chez les nouveaux arrivés, mais chez les personnes qui, par un certain temps de séjour dans une de ces localités, ont pu y acquérir une prédis-

position spéciale. La présence des sels calcaires, celle des sels magnésiens, l'absence
de l'oxygène, celle de l'iode dans les eaux
d'alimentation, toutes causes déterminantes
auxquelles on a attribué le goître, peuvent
être invoquées à Besançon avec le même succès qu'ailleurs. Nulle part, peut-être, l'étiologie de cette affection ne paraît plus complexe.

Phthisie pulmonaire. — La phthisie pulmonaire est fréquente à Besançon. « Elle y
affecte presque toujours une marche chronique, ainsi que le démontrent un grand
nombre de phthisiques qui parviennent à un
âge avancé; elle dure ordinairement plusieurs
années, et ne se manifeste le plus souvent
qu'après une ou plusieurs phlegmasies des
voies respiratoires, principalement celles des
canaux bronchiques. On doit penser que l'influence de l'humidité et des vicissitudes atmosphériques, ajoutée aux causes asthéniques
de différentes sortes au milieu desquelles vivent les malades, ont altéré peu à peu l'organisme et préparé pour ainsi dire l'évolution
de cette redoutable affection (1). »

Phthisie des horlogers. — La phthisie pulmonaire est surtout fréquente chez les horlogers. Nous lisons dans un travail de M. le
docteur Perron (2) qu'en dehors de l'horlo-

---

(1) Druhen aîné. Etat sanitaire de Besançon en 1846, v.
Bulletin de la Société de médecine.
(2) Du cuivre et de l'absorption des molécules cuivreuses
chez les horlogers, v. *Gazette médicale de Paris*, 1861, p.
631 et 632.

gerie, la population civile de Besançon, en n'y comprenant pas les enfants au-dessous de 15 ans, compte environ :

Pour 1857, — 7.1 phthisiques sur 100 décès.
— 1859, — 16.0 — —
— 1860, — 12.0 — —

L'horlogerie, de son côté, compte :

Pour 1857, — 36.0 phthisiques sur 100 décès.
— 1859, — 60.6 — —
— 1860, — 60.0 — —

Faut-il, avec M. Perron, admettre que la phthisie des horlogers reconnaît pour cause principale l'absorption des molécules cuivreuses ? Il serait certainement téméraire de dire que cette absorption est inoffensive. Mais on ne peut pas plus affirmer qu'elle constitue à elle seule l'étiologie de cette affection, ni même qu'elle en soit l'élément dominant. Cette étiologie n'est pas aussi simple. Les excès de toute nature, auxquels se livrent les horlogers, ne sont pas à négliger dans l'énumération des causes de la phthisie, et nous pensons, avec les praticiens les plus autorisés de Besançon, que c'est dans l'inconduite, beaucoup plus que dans le travail qu'il faut en chercher l'origine. On peut y joindre l'air vicié, l'encombrement et la vie sédentaire des ateliers, les positions vicieuses. Ces différentes causes sont de l'ordre de celles que les progrès de l'hygiène et de la moralité feront disparaître un jour, s'il est vrai qu'on puisse espérer une amélioration quelconque de ces éléments nomades qui viennent chercher dans les grands centres le secret et la satisfaction de leurs vices !

Fièvre intermittente. — La fièvre intermittente est très fréquente à Besançon, sans que l'on puisse dire, cependant, qu'elle y soit épidémique. A différentes époques, on a signalé l'influence de l'élément palustre sur la marche des autres affections.

On a beaucoup accusé Chamars, et nous croyons, en effet, comme tous les médecins de la localité, que cette promenade basse et humide, trop ombragée et bornée de tous côtés par des édifices et des remparts élevés, était un foyer d'infection. Ce qui le prouve surabondamment, c'est que la fièvre intermittente a toujours été plus fréquente chez les militaires qui y manœuvrent chaque jour, que dans la population civile qui fuit, depuis longtemps déjà, ce lieu empesté. L'infection s'étend parfois jusqu'à l'hôpital Saint-Jacques; on observe alors des fièvres intermittentes chez des malades entrés pour d'autres maladies. « Les changements apportés dans le cours de la rivière du Doubs par les travaux du canal de navigation, avaient, de bonne heure, fait pressentir les dangers auxquels la stagnation des eaux de ce canal (de Chamars) et le ralentissement du cours de la rivière exposeraient les lieux voisins, et l'hôpital en particulier. M. Vertel, alors directeur de l'Ecole de médecine, avait, dès l'année 1829,

appelé l'attention de la commission adminis-
trative de cet établissement sur les dangers
dont il est ici question. (1. » On a comblé
dernièrement ce fossé rempli d'une eau crou-
pissante, du sein de laquelle émergeaient des
îlots de vase couverts des détritus les plus
suspects et d'une végétation malsaine. L'égout
de l'hôpital prolongé jusqu'à la rivière, n'em-
poisonne plus les eaux du bassin qui va lui-
même bientôt disparaître.

La fièvre intermittente disparaîtra-t-elle
avec eux ? Nous n'oserions l'affirmer : la partie
la plus considérable de la ville, celle qu'entoure le Doubs, est un ancien marais couvert,
il est vrai, des débris accumulés par les siècles
et les révolutions humaines, mais qui ne
s'est jamais complétement assaini, parce qu'on
ne s'est pas occupé de l'écoulement de ses
eaux. Autrefois, cet écoulement était fort en-
travé par la lenteur plus grande du cours de
la rivière ; la destruction de trois barrages ne
l'ont pas rendu beaucoup plus rapide, puisque
la différence d'altitude de son entrée en ville
à sa sortie est à peine de deux mètres. On de-
vrait joindre à cette destruction celle des barrages de Saint-Paul et de Tarragnoz, et revenir
au projet, si malheureusement abandonné
dans le temps, de faire passer le canal du
Rhône au Rhin sous la citadelle.

*Constitution épidémique dominante. Fièvre
typhoïde.* — La constitution épidémique domi-

---

(1) Druhen aîné, Etat sanitaire de Besançon en 1846.

nante de Besançon est la constitution catarrhale ou muqueuse, qui, de temps à autre, s'exagère et devient typhoïde. Les affections catarrhales s'observent plus particulièrement chez les nouveaux venus pour lesquels une bronchite, un embarras gastrique, une diarrhée constitue en quelque sorte la crise d'acclimatement. Souvent, à l'exagération de la sécrétion muqueuse bronchique ou intestinale, se joint un certain degré d'excitation ou de dépression nerveuse, et alors les affections catarrhales prennent un caractère muqueux ou même typhoïde.

C'est surtout aux époques de grandes crues du Doubs que la fièvre typhoïde fait son apparition ; et il n'y a pas lieu de s'en étonner beaucoup. Nous avons vu, en effet, que le sous-sol de la ville est un marais ; nous avons vu, d'autre part, que ce marais est infecté depuis des siècles par des immondices de toute sorte. Un aménagement défectueux du cours de la rivière y maintient des eaux croupissantes qui, dans les temps d'inondations, s'élèvent en même temps que les siennes, lavent ce sous-sol, se chargent des matières putrescibles qui l'engorgent, les soulèvent jusqu'à la surface du sol des caves et les déposent en se retirant. L'action délétère des produits de leur putréfaction et des produits similaires qui s'exhalent des égouts, des fosses d'aisance, des puits perdus, des résidus des marchés, etc., est singulièrement favorisée par la raréfaction de l'air et l'encombrement qui, ainsi que nous avons pu nous en convaincre, sont des conditions générales à Besançon.

Le développement de la fièvre typhoïde n'y dépend pas exclusivement de l'action des émanations putrides. Si l'on a pu nier ou, du moins, réduire beaucoup le rôle des eaux dans la production des fièvres palustres, il nous semble difficile de se refuser à admettre, comme cause productrice du typhus intestinal, l'ingestion des eaux putrides. De trop nombreux faits militent en faveur de cette théorie, à Besançon particulièrement. La fièvre typhoïde se déclare quelquefois encore dans les maisons alimentées par des puits dont l'eau est souillée par les infiltrations des fosses d'aisance et des puisards. Le fait était beaucoup plus ordinaire avant la restauration des eaux d'Arcier ; mais sa rareté actuelle le rend aussi plus saisissant.

Comme dans toutes les grandes villes où l'iléo-typhus se montre souvent, ce sont les nombreux arrivés qui lui payent le tribut le plus élevé. Les anciens habitants jouissent à cet égard d'une immunité manifeste, même en temps d'épidémie ; il semble que l'exposition habituelle aux émanations putrides a produit chez eux une sorte de tolérance pour ces poisons. Comme pour les affections endémiques, cette prédisposition ne devient évidente qu'après un certain temps de séjour.

On observe presque constamment cette affection dans quelques cas isolés; sa fréquence augmente de temps à autre. Elle procède alors plus ou moins par épidémies, qui sont rarement générales, mais, au contraire, presque toujours localisées à un groupe de rues et souvent de maisons. Le froid humide semble favoriser leur développement; aussi sont-elles de beaucoup plus fréquentes après les longues pluies de l'automne, et suivent quelquefois les pluies de la fin de l'hiver (avril) et du printemps (juin).

RÉSUMÉ.

En résumé, la pathologie locale de Besançon est celle du froid humide, dont l'action est perturbatrice de toutes les fonctions organiques. Le froid humide diminue l'hématose et l'innervation par la dépression de la nutrition, de la circulation et de la respiration pulmonaire et cutanée, tandis qu'il active les sécrétions lymphatiques et muqueuses et tend à faire prédominer les fluides blancs. Il crée l'anémie et la faiblesse générale, le lymphatisme et l'épuisement nerveux, d'une part; de l'autre, les affections catarrhales pulmonaires et intestinales, précurseurs de la phthisie pulmonaire et de la dothiénentérie. Ces affections se développent aisément dans les habitations où l'air se renouvelle peu et où le soleil ne pénètre presque jamais. Chose singulière, les affections diphthéritiques et puerpérales sont exceptionnelles à Besançon.

CONCLUSIONS.

Quoi qu'on puisse faire, à l'avenir comme dans le présent, et c'est ce qui ressort clairement de ces études, Besançon sera toujours malsain ; mais on peut atténuer beaucoup les fâcheux effets de son climat, de sa situation, de son économie intérieure et de l'atmosphère qui les résume, par un ensemble de mesures qui comprennent surtout : 1° l'usage modéré des eaux d'arrosage, pour diminuer, autant que possible, l'humidité habituelle de cette atmosphère ; 2° la démolition de l'enceinte fortifiée, l'ouverture de nouvelles rues transversales, l'agrandissement des places et des squares, dans le but d'assurer une large ventilation de l'intérieur de la ville ; 3° la destruction des derniers barrages qui concourrait à ce double but en activant le cours de l'eau dans la rivière et celui de l'air dans la vallée, tout en facilitant le drainage du sous-sol ; 4° le comblement des anciens puits, des puisards et des fosses d'aisance non étanches dans le but d'éteindre les foyers d'infection que ce sous-sol recèle ; 5° le transfert hors de ville des établissements insalubres et des hospices, autres causes d'infection ; 6° enfin, l'application rigoureuse des règlements de police concernant le balayage et la répression énergique des dépôts d'ordure sur la voie publique et dans les cours, de l'ignoble usage d'uriner contre les murs.

Mais ce n'est pas la ville seule qu'il faut améliorer pour relever le niveau vital de sa population, il faut que cette population elle-même se réforme dans son existence et dans ses mœurs. C'est qu'en effet l'hygiène publique est peu de chose sans l'hygiène privée, et l'hygiène privée moins encore sans la moralité, seule véritable source de l'aisance et de la santé des générations !

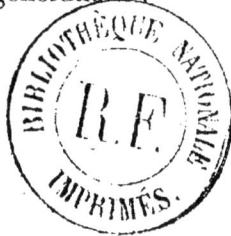

Besançon. — Imp. Dodivers, Grande-Rue, 87.

341

www.ingramcontent.com/pod-product-compliance
Lightning Source LLC
Chambersburg PA
CBHW071255200326
41521CB00009B/1773